WIE MAN NATÜRLICHE BEHANDLUNGEN FÜR PSORIASIS DURCHFÜHRT

LINDERT DIE SCHMERZEN DER HAUT, DER NÄGEL, DES KOPFES, DER ACHSELHÖHLEN UND DES GANZEN KÖRPERS BEI ALLEN ARTEN VON PSORIASIS

Jessy M. Brown

Inhaltsverzeichnis

Einführung: Psoriasis

Psoriasis ist eine Krankheit, unter der viele Millionen Menschen weltweit leiden, und mehrere entwickelte Länder berichten von einer bemerkenswert ähnlichen Inzidenzrate.

So liegt beispielsweise in den USA die gemeldete Rate der schweren Psoriasis zwischen 2% und 3% der Bevölkerung, während in Australien auch etwa 2% der Bevölkerung von der Krankheit betroffen sind.

Darüber hinaus deuten einige darauf hin, dass bis zu 20% der US-Bevölkerung eine Form der Psoriasis haben können, von sehr mild bis schwer, und dass vielleicht bis zu 4,5 Millionen Menschen eine schwere Psoriasis haben können.

Darüber hinaus wurde berichtet, dass allein in den USA jährlich 150.000 neue

Fälle von Psoriasis gemeldet werden, so dass die Psoriasis, wenn man davon ausgeht, dass sie in anderen Ländern ebenso verbreitet ist wie in den USA, eindeutig ein großes Problem auf globaler Ebene darstellt.

Für Psoriasis-Patienten gibt es ein Paradoxon von "guten und schlechten Nachrichten", mit denen die meisten dieser Menschen bereits gelernt haben zu leben.

Die gute Nachricht ist, dass Psoriasis auf der einen Seite keine lebensbedrohliche Erkrankung ist (obwohl angenommen wurde, dass die Erkrankung das Risiko eines Herzinfarkts erhöht). Die Tatsache, dass Psoriasis sowohl den Kranken als auch ihren Familien viel Leid bringen kann, ist jedoch kein Zustand, der ignoriert werden kann.

Darüber hinaus ist die Psoriasis, da sie viel unangenehmer und schmerzhafter werden kann, eine Krankheit, die von den

Patienten behandelt werden muss.

Wie bei jeder Krankheit gibt es viele verschiedene Möglichkeiten, Psoriasis zu behandeln: Einige sind drogenabhängig, andere völlig natürlich. Und natürlich folgt daraus fast immer, dass die Behandlung von Krankheiten natürlich der beste Weg ist, um Dinge zu tun, wenn solche Behandlungen angemessen und effektiv sein werden.

Der Zweck dieses Buches ist es, zu untersuchen, was Psoriasis ist und was sie verursacht, bevor man die verschiedenen Möglichkeiten der Behandlung der Krankheit untersucht.

Bewaffnet mit diesen Informationen, sollten Sie in der Lage sein zu betrachten und zu entscheiden, ob die Verwendung von pharmazeutischen Medikamenten eine gute Idee für die Behandlung Ihrer eigenen Psoriasis-Krankheit ist oder ob die Verwendung von 100% natürlichen Methoden zur Behandlung Ihrer Krankheit eine bessere Idee ist.

> ### *Was ist Psoriasis?*

Psoriasis ist eine entzündliche Hauterkrankung, die nicht ansteckend ist.

Es gibt fünf verschiedene Arten von Psoriasis, von denen die häufigste die Plaque-Psoriasis ist, eine Form, unter der etwa 80% der Psoriasis-Patienten leiden. Diese besondere Form der Psoriasis (auch bekannt als "Psoriasis vulgaris", was "gewöhnlich" bedeutet) tritt oft als erhabene rote Hautflecken auf, die oft mit einer silberweißen Skala bedeckt sind.

Diese Hautflecken, auch bekannt als Plaques (daher der Name der Erkrankung) oder Läsionen, sind am häufigsten an den Ellbogen und Knien, der Kopfhaut oder manchmal im unteren Rücken der Person, die sie hat.

Allerdings sind sie nicht auf diese speziellen Bereiche des Körpers beschränkt und können überall auf dem

Kopf, dem Rumpf oder den Extremitäten erscheinen.

Die anderen weniger verbreiteten Arten der Psoriasis sind:**

- ***Gutta psoriasis***, die durch kleine rote Flecken auf der Haut gekennzeichnet ist. Diese besondere Form der Psoriasis entwickelt sich am häufigsten bei Kindern oder Jugendlichen, die in der Vergangenheit Streptokokkeninfektionen hatten;

- ***Erythrodermische Psoriasis***, bei der der Patient unter generalisierter Rötung, intensivem Juckreiz und oft Schmerzen leidet. Dies ist die am wenigsten verbreitete Form der Psoriasis, an der zwischen 1 % und 2 % der Menschen mit Psoriasis leiden, was ein Glücksfall ist, da diese besondere Art der Psoriasis im Extremfall lebensbedrohlich sein kann. Denn in den schwersten Fällen werden große Teile der Haut abgestoßen, was bedeutet, dass es Bereiche mit exponiertem und ungeschütztem Fleisch gibt, die anfällig für Infektionen sein könnten (oft im Vergleich zu denen mit sehr schweren Verbrennungen);

- **_Inverse Psoriasis_** ist, wenn der Patient wahrscheinlich kleine rote, glatte Läsionen findet, die sich in den Hautfalten des Körpers bilden, wo warme, feuchte Bedingungen (wie in den Achselhöhlen, im Genitalbereich usw.) die Bildung glatter, nicht-quamöser Kontaktflächen begünstigen, die aber dennoch bei Berührung schmerzen; und

- **_Die Psoriasis pustulosa ist_** gekennzeichnet durch das Vorhandensein von roten Flecken, in deren Zentrum weiße Pusteln vorhanden sein können. Diese Art der Psoriasis tritt bei weniger als 5% der Menschen mit Psoriasis auf und wird in der Regel nur bei Erwachsenen beobachtet.

Unabhängig von der besonderen Art der Psoriasis, an der eine Person leidet, verursacht sie in der Regel zumindest ein gewisses Maß an Unbehagen, das in einigen Fällen von leichten bis hin zu starken Schmerzen reichen kann. Für Psoriasis-Patienten ist es eine Tatsache ihres Lebens, dass ihre Haut fast immer juckt und dass sie oft auch knacken und bluten kann.

In den schwersten Fällen können die Schmerzen einer an Psoriasis erkrankten Person signifikant genug sein, um sie daran zu hindern, ihre täglichen Aufgaben zu erfüllen, während der etablierte Schlaf extrem erschwert wird.

Aus medizinischer Sicht hängt die Behandlung, die Mediziner und andere Ärzte bei Psoriasis empfehlen würden, weitgehend von der Schwere des Leidens ab, das der Ratsuchende erlitten hat.

Einige Dermatologen würden Psoriasis in drei verschiedene Kategorien einteilen, die bei der Definition jeder dieser Kategorien leicht, mittel und schwer sind, je nachdem, wie viel Prozent des Körpers des Patienten mit Psoriasisläsionen bedeckt ist.

Nach diesen Standards würde jeder, der Läsionen hat, die zwischen 5% und 10% seines Körpers bedecken, in die milde Kategorie fallen, zwischen 10% und 20% wären mäßig, und jeder, der mehr als 20% seines Körpers unter Psoriasis-Läsionen leidet, würde in die schwere Kategorie fallen.

Es wurde bereits angenommen, dass bis zu 20% der US-Bevölkerung (und damit auch der Rest der westlichen Welt) kann an Psoriasis leiden, und dass die überwiegende Mehrheit in die Kategorie der milden oder sogar sehr milden Schuppenflechte fällt. Für viele dieser Menschen ist ihr Zustand nichts anderes als ein leichtes Unbehagen mit moderaten Hautveränderungen und leichtem Juckreiz, oft vorübergehend.

Am anderen Ende der Skala gibt es

einige Unglückliche, deren Zustand so schwer ist, dass sie am ganzen Körper Verletzungen entwickeln und ins Krankenhaus eingeliefert werden müssen, damit der Zustand behandelt werden kann. Für diese Menschen ist ihre Psoriasis wahrscheinlich sehr schmerzhaft und kann auch entstellend und sogar potenziell behindernd sein.

Und da es sich bei der Psoriasis um eine chronische Krankheit handelt, was bedeutet, dass es sich um eine lebenslange Krankheit handelt, kann es leider keine vollständige Linderung für jeden geben, der darunter leidet. Psoriasis ist eine Krankheit, die anscheinend ein Leben lang mehrmals verschwinden und wieder auftauchen kann (oft mit Nachdruck), und da es keine anerkannte Heilung für die Krankheit gibt, ist es eine Tatsache, dass sich jeder, der an Psoriasis leidet, daran gewöhnen und damit leben muss.

Ursachen der Psoriasis

Wie bei einer überraschenden Anzahl von Erkrankungen sind die genauen Ursachen der Psoriasis noch nicht zweifelsfrei geklärt. Aber, während die traditionelle Ansicht der Psoriasis war, dass es sich um einen Zustand der Epidermis, der höchsten Hautschicht, handelt, hat die Forschung in den letzten Jahren begonnen, das Gegenteil zu zeigen.

Diese Forschung hat gezeigt, dass es sich bei weitem nicht um einen Zustand handelt, der nur mit der Epidermis zusammenhängt, sondern dass die Ursachen der Psoriasis viel tiefer liegen. Tatsächlich deutet diese Forschung darauf hin, dass Psoriasis eine Krankheit ist, die durch eine Fehlfunktion des Immunsystems des Patienten verursacht wird, wenn bestimmte Immunzellen aktiviert werden und dann hyperaktiv werden.

Bei jedem Menschen, der ein perfekt funktionierendes Immunsystem hat, produzieren weiße Blutkörperchen oder T-Zellen Antikörper, die Bakterien und Viren abwehren sollen. Es wird jedoch angenommen, dass diese Zellen im Falle einer Person mit Psoriasis beginnen, eine imaginäre Infektion zu bekämpfen oder versuchen, eine Wunde zu heilen, die nicht existiert, indem sie einen Überschuss an neuen Hautzellen erzeugen, um den imaginären Eindringling abzuwehren oder nicht vorhandene Schäden zu reparieren.

Dies wiederum führt zum Auftreten von Plaques oder Hautläsionen, die endemisch für die Plaque-Psoriasis sind.

Unter normalen Umständen beträgt der Lebenszyklus einer durchschnittlichen Hautzelle für jemanden, der völlig gesund ist, etwa 28 Tage, aber es wird angenommen, dass bei Menschen mit

Psoriasis ihr Immunsystem zu viele Zellen bildet. Da diese Zellen so schnell produziert werden, reifen sie zudem in nur drei bis sechs Tagen, bevor sie an die Oberfläche der Haut gelangen.

Da diese Zellen nicht schnell genug sterben, sammeln sie sich auf der Hautoberfläche, Schicht für Schicht, und so bilden sich psoriatische Plaques.

Dank dieser Forschung haben wir jetzt eine vermutlich ziemlich genaue Vorstellung davon, was die Ursache der Psoriasis ist.

Was wir jedoch nicht wissen, ist genau, warum einige Menschen an Psoriasis leiden und andere nicht.

Auf der anderen Seite gibt es einige allgemein akzeptierte Faktoren, die einige Individuen anfälliger für Psoriasis machen als andere.

> ***Warum haben Menschen Psoriasis?***

Die Forschung zeigt, dass etwa 30% der Menschen, die an Psoriasis erkrankt sind, eine familiäre Vorgeschichte der Krankheit haben, aber es ist auch wahr, dass viele Eltern, die an Psoriasis leiden, Kinder haben werden, die keine eigenen Probleme haben. Auf der anderen Seite wird es Menschen geben, die Psoriasis entwickeln, die keine familiäre Vorgeschichte der Krankheit haben, so dass die Annahme, dass Psoriasis erblich ist, ein wenig irreführend sein könnte.

Es ist jedoch wahr, dass Forscher festgestellt haben, dass es bestimmte genetische Kombinationen und/oder Mutationen gibt, die jeden, der sie hat, zur Psoriasis neigen zu lassen scheinen.

Derzeit glauben Forscher, dass es neun verschiedene genetische Mutationen gibt, die eine Rolle dabei spielen könnten, bestimmte Menschen zur Psoriasis zu veranlassen. Es gibt jedoch eine besondere Mutation des Chromosoms 6, bekannt als PSORS-1 (für die Anfälligkeit für Psoriasis 1), die die besondere Mutation zu sein scheint, die die wichtigste Rolle bei der Entscheidung spielt, wer wahrscheinlich an Psoriasis leidet und wer nicht.

Laut einer 2006 im American Journal of Human Genetics veröffentlichten Studie hat die Forschung ergeben, dass die Rolle dieser besonderen Genmutation bei mehr als 2.700 Psoriasis-Patienten aus fast 680 Familien beobachtet wurde, in denen ein oder beide Elternteile an Psoriasis litten.

Heute sind sich Wissenschaft und Forschung einig, dass diese Mutation dazu führt, dass sich T-Zellen anders verhalten, daher der Zusammenhang mit der Psoriasis.

Aber es ist auch die Tatsache, dass diese besondere genetische Mutation nicht unbedingt bedeutet, dass ein Individuum der Psoriasis sicher ist. Tatsächlich deutet die gleiche Forschungsstudie von James T. Elder, MD, PhD, darauf hin, dass es für jedes Individuum mit dem PSORS-1-Gen, das Psoriasis entwickelt, 10 weitere Individuen mit genau dem gleichen Gen geben wird, die die Krankheit nicht entwickeln.

Auf der anderen Seite sollte auch darauf hingewiesen werden, dass viele der gleichen Mutationen, die eine Person zur Psoriasis veranlassen sollen, auch einen Zusammenhang mit anderen immunvermittelten Erkrankungen wie Typ-1-Diabetes oder rheumatoider Arthritis haben können. Obwohl einige Menschen, die eine bestimmte genetische Mutation haben, anfälliger für Psoriasis sein können, ist es möglich, dass sie anstelle von Psoriasis Diabetes oder rheumatoide Arthritis haben.

Während das Risiko der Psoriasisentwicklung steigt, wenn ein oder beide Elternteile ebenfalls leiden, steigen in der gleichen Situation die Risiken für die Entwicklung anderer immunvermittelter Erkrankungen, insbesondere Morbus Crohn oder Diabetes.

Von all dem könnte es natürlich sein anzunehmen, dass eine gewisse Familiengeschichte der Psoriasis wahrscheinlich bedeutet, dass Sie die Psoriasis selbst entwickeln werden, aber in vielen Fällen geschieht dies einfach nicht.

Deshalb sollten wir uns fragen, warum (oder nicht) geschieht das?

Warum leiden Menschen an Psoriasis?

Da es einige Menschen gibt, deren genetische Ausstattung sie zur Psoriasis prädisponiert, warum leiden nicht alle Menschen mit dieser besonderen genetischen Ausstattung? Oder warum kommt es vor, dass einige Menschen mit genau der gleichen genetischen Ausstattung "psoriasisfreundlich" mit Typ-1-Diabetes anstelle von Psoriasis enden?

Die Antwort scheint zu sein, dass es eine Art Auslöser für das Immunsystem einer Person mit Psoriasis geben muss, um Hautzellen mit einer so hohen Geschwindigkeit zu bilden, dass sie einen Ausbruch von Hautläsionen erleiden.

Es wurden viele verschiedene Formen von Auslösern gemeldet und vorgeschlagen, wie z.B.:

- Hautabschürfungen, Schnitte und andere Verletzungen;
- erhöhter emotionaler Stress oder Angstzustände
- Kaltes, feuchtes oder trübes Wetter;
- Streptokokken oder andere Infektionen, einschließlich etwas so Einfaches und Einfaches wie Halsschmerzen;
- Sonnenbrand.

Darüber hinaus wird angenommen, dass bestimmte Medikamente Psoriasis verursachen können, insbesondere bei solchen, die bereits genetisch für die Krankheit prädisponiert sind.

Diese Kategorie umfasst eine Vielzahl von Medikamenten, die von gewöhnlichen oder Gartenmedikamenten, alltäglichen Hausmitteln wie Aspirin bis hin zu Beta-Blockern (Medikamente zur Bekämpfung von Bluthochdruck und bestimmten Herzerkrankungen), Malariamedikamenten und Lithium reichen.

Dermatologen haben berichtet, dass sich bei Menschen, die zuvor in sehr kurzer Zeit nach Beginn eines dieser Medikamente oder nach (z.B. Halsschmerzen oder Sonnenbrand) keine Hautprobleme oder Läsionen hatten, plötzlich eine Psoriasis entwickelt hat.

Im Wesentlichen scheint zwar jeder Mensch, der bereits eine genetische Prädisposition für Psoriasis hat, die Krankheit eher zu entwickeln als andere, die dies nicht tun, aber jeder Mensch scheint anders zu sein.

Obwohl fast jeder mit Psoriasis sah, dass sein Zustand aufgrund einer Art Auslöser begann, fällt nicht jeder in die gleiche Kategorie.

Für eine relativ kleine Anzahl von Menschen scheint die Psoriasis fast aus dem Nichts aufzutauchen, wahrscheinlich weil es in ihrem Leben einen Auslöser gab (z.B. ein relativ kleines, aber dennoch stressiges Ereignis zu dieser Zeit), den sie längst vergessen haben.

Was die Psoriasis auslöst, ist unterschiedlich und unterscheidet sich von Mensch zu Mensch. Darüber hinaus bedeutet auch eine Kombination von PSORS-1 und einem Auslöser oder sogar mehreren Auslösern nicht unbedingt, dass Psoriasis das unvermeidliche Ergebnis ist.

> ## *Die Entwicklung der Psoriasis*

Generell lässt sich feststellen, dass sich die Psoriasis zunächst bei relativ jungen Menschen entwickelt, oft im Jugendalter oder im frühen Erwachsenenalter. Es ist jedoch nicht unbekannt, dass sich die Psoriasis bei viel jüngeren Kindern manifestiert, noch ist es unmöglich, sie später im Leben zu entwickeln.

Und wie bereits erwähnt, weil Psoriasis eine chronische Krankheit ist, ist es etwas, das man für den Rest seines Lebens mit sich führt.

Das bedeutet jedoch nicht, dass Psoriasis für einen Moment eine Konstante ist. In der Tat, für die meisten Patienten, ist es eine Bedingung, die in ihrer Schwere während ihres gesamten Lebens variieren wird, je nach Lebensstil Faktoren zu einem bestimmten Zeitpunkt.

So ist es beispielsweise sehr häufig, dass jemand, der an Psoriasis leidet, in Zeiten größten Stresses die schwersten Ausbrüche erleidet, während das Gegenteil der Fall ist, so dass seine sichtbare Psoriasis in Zeiten der größten Entspannung fast verschwindet.

Das Gleiche gilt, wenn Sie eine Infektion haben, die einen Angriff auslösen kann, während manchmal, wenn Infektionen kein Problem darstellen, die Schwere der Psoriasis wahrscheinlich abnehmen wird.

Wenn Sie den Zusammenhang zwischen Ihrem Immunsystem und der Prävalenz der Psoriasis verstehen, macht diese Vorstellung, an ihrem tiefsten Punkt "angegriffen" zu werden, viel Sinn.

Zu diesem Zeitpunkt ist Ihr Immunsystem am schwächsten - wenn Sie ängstlich oder gestresst sind - oder alternativ am stärksten, indem Sie Überstunden machen, um T-Zellen zur Bekämpfung von Infektionen oder zur Wundheilung herzustellen. In beiden Fällen ist der entscheidende Faktor, dass Ihr Immunsystem unausgewogen ist und daher auch Ihre T-Zellzahl außer Kontrolle gerät, was die Anfälligkeit für einen Ausbruch schwerwiegenderer Verletzungen erhöht.

Lebensqualität und Psoriasis

Wie bereits erwähnt, gibt es fünf verschiedene Arten von Psoriasis, die alle in ihrer Schwere von leicht bis schwer variieren. Unabhängig von der besonderen Art der Psoriasis, an der Sie leiden, oder dem Schweregrad, ist es jedoch eine Tatsache, dass jeder oder alle Psoriasis-Kranken feststellen können, dass ihre Lebensqualität durch ihre Krankheit beeinträchtigt wird.

Für viele Menschen sind selbst diejenigen, die an sehr leichter Psoriasis leiden, Angst, Stress, Einsamkeit, geringes Selbstwertgefühl und mangelndes Selbstvertrauen ständige Faktoren in ihrem täglichen Leben. Da es kaum Unterschiede zwischen der Prävalenz der Psoriasis bei Männern und Frauen gibt, ist es für Betroffene beiderlei Geschlechts sehr leicht zu spüren, dass ihr

Zustand sie unattraktiv und unbeliebt macht.

Da die meisten Menschen bereits im Teenageralter und Anfang der 20er Jahre Psoriasis entwickeln, ist es besonders grausam, dass sich die Erkrankung zu einem Zeitpunkt entwickelt, zu dem die meisten Menschen für das andere Geschlecht attraktiver sein wollen. Obwohl es durchaus möglich ist, dass der Zustand in keiner Weise körperlich schädlich ist, ist es durchaus möglich, dass er psychologisch äußerst schädlich sein kann.

Dies wird durch eine Studie bestätigt, die darauf hindeutet, dass Selbstmordgedanken bei Menschen mit Psoriasis dreimal häufiger sind als in einer direkt vergleichbaren Kontrollgruppe von Menschen, die nicht an der Krankheit leiden.

Eine weitere extrem häufige emotionale Reaktion, die die meisten Psoriasis-Patienten erkennen werden, ist Scham.

Um es ganz offen zu sagen, es ist einfach nicht angenehm, wenn man erkennt, dass man schuppige Haut hat und dass sich andere Menschen unwohl fühlen oder sogar von seinem Zustand abgewiesen werden.

So leiden beispielsweise viele Psoriasis-Patienten auch an Psoriasis auf der Kopfhaut, was bedeutet, dass die meisten Menschen wahrscheinlich davon ausgehen, dass Sie außergewöhnlich starke Schuppen haben. Das ist schlimm genug im Alltag, aber es wird noch schlimmer, wenn man zum Friseur gehen muss.

Und obwohl Psoriasis nicht ansteckend ist und es daher niemand anderem möglich ist, sie von einer Person zu "fangen", die sie hat, ist sich der Rest der Welt, der nicht an Psoriasis leidet, dieser Tatsache nicht immer bewusst. Infolgedessen berichten die meisten Menschen mit Psoriasis über Situationen, in denen andere anscheinend zögern, sich die Hände zu schütteln oder anderweitig Haut zu Haut Kontakt aufzunehmen.

Darüber hinaus haben Studien gezeigt, dass Menschen, die an Psoriasis leiden, oft feststellen, dass das Leben durch ihre Krankheit immer frustrierender wird. Denn Psoriasis schränkt oft ihre Fähigkeit ein, die Dinge zu tun, die sie vor Beginn der Erkrankung getan haben, was es manchmal schwierig oder sogar unmöglich macht, die grundlegenden Aufgaben zu erfüllen, die im Rahmen ihrer normalen Arbeitsroutine erforderlich sind.

Infolgedessen hat die National Psoriasis Foundation berichtet, dass Menschen mit Psoriasis durch ihre Krankheit jedes Jahr bis zu 56 Millionen Arbeitsstunden verlieren. Darüber hinaus berichtete das gleiche Unternehmen, dass mehr als ein Viertel der Menschen mit Psoriasis in einer 2002 durchgeführten Studie die Notwendigkeit sah, ihre normalen täglichen Aktivitäten als Folge der Psoriasis zu unterbrechen oder zu ändern.

Neben all diesen psychologischen und emotionalen Faktoren gibt es natürlich auch viele körperliche Nachteile der Psoriasis.

Mehr oder weniger starker Juckreiz ist bei fast allen Menschen mit Psoriasis üblich, und auch rissige, blutende Haut ist sehr häufig. Für viele Menschen mit Psoriasis sind Schmerzen eine tägliche Konstante und einige Aspekte der Erkrankung, wie z.B. Psoriasis an den Nägeln, können sehr schmerzhaft sein.

Medizinische Behandlungen bei Psoriasis

Wie bereits erwähnt, gibt es derzeit keine anerkannte Heilung für Psoriasis.

Es gibt jedoch viele verschiedene Formen der Behandlung, die je nach der spezifischen Art der Psoriasis, die Sie haben, und der Schwere Ihres Leidens mehr oder weniger effektiv sind. Daher gibt es keine Form der Behandlung, die als "umfassende" medizinische Behandlung der Psoriasis eingesetzt oder empfohlen wird.

Jetzt, bevor Sie zur Behandlungsphase übergehen, sollten Sie als Erstes feststellen, dass der Zustand Ihrer Haut tatsächlich die eine oder andere Form der Psoriasis ist. Dies ist allein nicht möglich, so dass Sie einen Dermatologen oder einen anderen anerkannten Arzt für eine professionelle Diagnose Ihrer Erkrankung aufsuchen müssen.

Sobald der Zustand, bei dem Sie als Psoriasis bestätigt wurden, ist es wahrscheinlich, dass der Dermatologe eine bestimmte Behandlungsart empfehlen wird, wobei die Auswahl von einer Reihe von Faktoren abhängt, wie z.B..:

✓ Die spezifische Art der Psoriasis, bei der bei Ihnen die Diagnose gestellt wurde;

✓ Die Schwere der Erkrankung, oft gemessen am Prozentsatz der betroffenen Haut;

✓ Ihr Alter, Ihre Krankengeschichte und Ihr allgemeiner Gesundheitszustand;

✓ Die Lokalisation der psoriatischen Läsionen und der

✓ Die allgemeinen Auswirkungen, die Ihr Zustand auf Sie zu haben scheint, in Bezug auf

Ihr körperliches und emotionales Wohlbefinden.

Sobald die Antworten auf alle diese Fragen feststehen, kann Ihr Hautarzt eine bestimmte Behandlungsart empfehlen. Und wieder lassen sich diese Behandlungsmethoden in mehrere verschiedene Kategorien einteilen:

✓ Wenn Ihre Psoriasis leicht bis mittelschwer ist, können topische Behandlungen, Cremes oder Lotionen, die auf den betroffenen Bereich angewendet werden können, empfohlen werden;

✓ Systematische Behandlungen, die oral eingenommen oder injiziert werden, können die empfohlene Option sein, wenn die Psoriasis schwerer ist oder wenn

✓ In einigen Fällen kann eine Phototherapie (d.h. eine Behandlung durch Auftragen von Licht auf die betroffenen Stellen)

oder eine Lasertherapie empfohlen werden.

Lassen Sie uns jede dieser verschiedenen Arten der Behandlung betrachten, um zu betrachten, wie sie funktionieren, wie effektiv sie sein können, und ob es Gefahren oder mögliche Nebenwirkungen gibt, die Sie beachten müssen.

> ### *Topische Behandlungen für Psoriasis*

Es gibt mehrere verschiedene Arten von topischen Behandlungen für Psoriasis, von denen einige potenziell gefährlicher sind als andere. Die wichtigsten Behandlungen, die Sie bei Ihrem Dermatologen oder anderen medizinischen Fachleuten finden oder empfehlen können, sind die folgenden.

Anthralin: Anthralin ist ein synthetischer Ersatz für eine natürliche Substanz, die als Chrysarobin bekannt ist und ursprünglich aus der Rinde des

Ararobabaums gewonnen wurde, der in Südamerika am häufigsten vorkommt.

Die ursprüngliche natürliche Substanz wurde mindestens 100 Jahre lang zur Behandlung der Psoriasis verwendet, und sowohl die ursprüngliche Substanz als auch der synthetische Ersatz erwiesen sich als sehr wirksam bei der Behandlung der Plaques, die üblicherweise mit der Psoriasis vulgaris in Verbindung gebracht werden.

Es wird angenommen, dass Antralin auf psoriatische Läsionen wirkt, indem es die Wachstumsrate der Hautzellen normalisiert und die Ansammlung einzelner Plaquebereiche allmählich reduziert, um Entzündungen zu minimieren.

Obwohl Antralin nicht so wirksam ist wie topische Steroide, hat es auch nicht die bekannten langfristigen Nebenwirkungen. Es kann jedoch Hautirritationen verursachen, und es ist nicht ungewöhnlich, dass Anthralin dauerhafte Flecken auf fast allem hinterlässt, was es berührt, einschließlich Kleidung und sogar Badezimmermöbel.

Steinkohlenteercreme oder Salbe: Wie der Name schon sagt, ist Steinkohlenteer eine dicke Braunkohle, die als Nebenprodukt der Kohleverkohlung gewonnen wird. Es ist ein Produkt mit einem starken Geruch, den viele Menschen für unangenehm oder unangenehm halten, aber es ist auch eine der ältesten bekannten Behandlungen für Psoriasis, und in vielen Situationen ist es sehr effektiv bei der Behandlung von mäßiger bis leichter Psoriasis.

Es gibt viele verschiedene Präparate gegen Psoriasis mit Steinkohlenteer, von denen einige rezeptfrei in der örtlichen Apotheke erhältlich sind. Diese verschiedenen Formulierungen werden zur Behandlung von Entzündungen, Abplatzungen und Juckreiz verwendet und können in Cremes, die direkt auf den betroffenen Bereich aufgetragen werden, im Shampoo (Steinkohlenteer ist bei Psoriasis der Kopfhaut wirksam) und sogar in einer Lösung, die dem Badewasser zugesetzt wird, angeboten werden, was anscheinend dazu beiträgt, die Entwicklung neuer Läsionen zu verzögern.

Der Hauptvorteil von Steinkohlenteer als Behandlung der Psoriasis besteht darin, dass, da die Ausgangsstoffe billig und reichlich vorhanden sind, die Behandlung selbst in der Regel nicht teuer ist. Auf der anderen Seite empfinden viele Menschen den Geruch von Steinkohlenteer als abstoßend, und wegen der dunklen Färbung neigt er dazu, alles zu beflecken, was er berührt.

Darüber hinaus stellen einige Menschen mit Psoriasis fest, dass die Verwendung von Steinkohlenteer über einen längeren Zeitraum unangenehme Hautirritationen verursachen kann, was das Letzte ist, was jeder Mensch mit einem natürlich juckenden Zustand braucht.

Tazarotene: Tazarotene ist ein künstliches Derivat von Vitamin A, das häufig für verschiedene Arten von Hautkrankheiten verschrieben wird, einschließlich Psoriasis, Sonnenbrand und Akne. Es wird im Allgemeinen zur Behandlung von leichter bis mittelschwerer Psoriasis vulgaris verwendet, während es auch zur Behandlung von Psoriasis an Nägeln mit einem gewissen Grad an Erfolg verwendet wurde.

Tazarotene verursacht häufig lokale Hautirritationen bei der Anwendung und ist bekanntlich am wirksamsten, wenn es in Verbindung mit topischen Kortikosteroiden verwendet wird.

Es wirkt durch die Normalisierung der Hautzellenproduktion und ist bekannt dafür, dass es in schwer zu behandelnden Körperregionen wie Knien und Ellbogen wirksam ist.

Neben den bekannten Hautreizungen sind jedoch auch andere ähnliche Vitamin-A-Derivate bekannt, die bei systematischer Einnahme zu Geburtsfehlern geführt haben. Obwohl die topische Anwendung eines solchen Wirkstoffs viel weniger gefährlich ist als die systematische Einnahme, ist es richtig, dass die Verwendung von Tazaroten während der Schwangerschaft nicht allzu umsichtig sein kann.

Kortikosteroide: Die wirksamsten und wirksamsten topischen Behandlungen für Psoriasis sind zweifellos Kortikosteroide, aber sie sind auch die Behandlung, die das größte Risiko langfristiger Nebenwirkungen birgt. Aufgrund ihrer Wirksamkeit bei der Reduzierung von Entzündungen und Juckreiz bei gleichzeitiger Verlangsamung des Hautzellwachstums sind Kortikosteroide jedoch wahrscheinlich die am häufigsten verschriebene topische Behandlung der Psoriasis.

Kortikosteroid-Behandlungen gibt es in mehreren verschiedenen Konzentrationen, die von relativ mild bis extrem stark reichen, aber eine längere Anwendung dieser Substanzen könnte spürbare Nebenwirkungen haben. Zum Beispiel werden Kortikosteroide als Ursache für die Verdünnung der Haut, überschüssiges Körperhaar, erweiterte Blutgefäße und kann zu Infektionen führen, die auch in den Körper eindringen (oft aufgrund verdünnter Haut).

Darüber hinaus wird angenommen, dass sie das Wachstum bei Kindern hemmen können und dass der langfristige Gebrauch sie immer wirkungsloser macht, ohne unerwünschte Nebenwirkungen zu verhindern.

Das Endergebnis ist, dass die Verwendung von Kortikosteroidcremes, Tränken oder Lotionen zur Behandlung von Psoriasis zu viel mehr Problemen führen könnte, als sie lösen, und deshalb ist es etwas, das Sie nach Möglichkeit vermeiden sollten.

> ## *Systematische Behandlungen der Psoriasis*

Bei mittlerer bis leichter Psoriasis sind topische Behandlungen in der Regel die erste Lösung, die ein Dermatologe oder Arzt empfehlen wird. In einer Situation, in der die Erkrankung als schwerer eingestuft wird, ist es jedoch wahrscheinlich wahrscheinlicher, dass sie eine Form der Routinebehandlung empfiehlt.

Da routinemäßige Behandlungen oft nur bei schwerer und schwerer Psoriasis verschrieben werden, sind die eingesetzten Medikamente deutlich potenter. Mögliche Nebenwirkungen sind daher auch viel gefährlicher.

Acitretin: Acitretin ist ein starkes Vitamin-A-Derivat (ein Retinoid), das unter ärztlicher Aufsicht oral eingenommen wird. Diese spezielle systematische Behandlung hat sich bei der

Behandlung von erythrodermischer und pustulärer Psoriasis als wirksam erwiesen und funktioniert besonders gut in Kombination mit der Phototherapie.

Allerdings können Nebenwirkungen sehr unangenehm oder gefährlich sein, so dass eine ständige medizinische Betreuung und Überwachung absolut notwendig ist. Mögliche Nebenwirkungen sind starke Kopfschmerzen, erhöhte Blutfettwerte, Haarausfall, trockene oder feuchte Haut und Gelenkschmerzen.

Cyclosporin: Cyclosporin ist ein sehr starkes immunsuppressives Medikament, das bei der Behandlung von schwerer Plaque-Psoriasis und Nagelpsoriasis wirksam ist. Obwohl es sich um eine sehr wirksame und wirksame Behandlung handelt, ist sie im Allgemeinen für diejenigen Patienten reserviert, bei denen andere Formen der Psoriasisbehandlung aufgrund der Möglichkeit schwerwiegender Nebenwirkungen, einschließlich irreparabler Nierenschäden, nicht funktioniert haben.

Methotrexat: Methotrexat war eines der ersten häufig verwendeten Chemotherapeutika, die noch immer zur Behandlung von mittelschwerer bis schwerer Psoriasis eingesetzt werden. Obwohl äußerst wirksam, ist dies eine weitere systematische Behandlung, die wegen der Möglichkeit schwerer und dauerhafter Leberschäden sorgfältig überwacht werden muss.

Wie Sie wahrscheinlich schon bemerkt haben, sind alle routinemäßigen Psoriasis-Behandlungen, die häufig zur Behandlung von mittlerer bis mittlerer Psoriasis eingesetzt werden, sehr wirksame Medikamente. Es ist daher nicht verwunderlich, dass alle von ihnen potenziell schwerwiegende Nebenwirkungen haben und nur unter strenger medizinischer Aufsicht angewendet werden können.

Angesichts der offensichtlichen Gefahr,

die mit der Einnahme systematischer Psoriasisbehandlungen wie dieser verbunden ist, ist es natürlich sinnvoll, nach Möglichkeit natürliche Alternativen zu suchen.

> ### *Phototherapie und Laserbehandlung bei Psoriasis*

Einige der bereits erwähnten Behandlungen (z.B. Acetritin) wirken in Kombination mit der Phototherapie, die in der Regel die Anwendung von ultraviolettem Licht oder die Verwendung eines Lasers ist, noch effektiver.

Was die Verwendung von ultraviolettem Licht zur Behandlung der Psoriasis betrifft, so ist es möglich, sich mit ultraviolettem A-Licht oder ultraviolettem B-Licht zu behandeln, und obwohl die beiden sehr ähnlich funktionieren, gibt es einige Unterschiede.

In beiden Fällen wird ultraviolettes Licht über einen längeren Zeitraum auf den Bereich der Verletzung aufgetragen, und in beiden Fällen ist die Behandlung hochwirksam. Auf der negativen Seite erfordern beide Formen der UV-Behandlung jedoch viele Besuche in der Klinik oder im Krankenhaus über einen längeren Zeitraum und haben auch ihre negative Seite.

Im Falle einer UVA-Behandlung besteht ein erhöhtes Risiko für Sommersprossen, Alterung und sogar Hautkrebs in einem Fall, in dem ein Patient längere Zeit dem UVA-Licht ausgesetzt war. Darüber hinaus können Nebenwirkungen wie Übelkeit, Kopfschmerzen, Brennen oder Juckreiz der Haut, unregelmäßige Hautpigmentierung und allgemeine Müdigkeit sein.

Bei der UVB-Behandlung ist es wahrscheinlicher, dass sich der Patient anderen Behandlungen unterziehen muss, da die Phototherapie zwar wirksam bei der Beseitigung von Läsionen ist, dies aber tendenziell weniger dauerhaft geschieht. Und wieder einmal erhöht die langfristige Einwirkung von UVB-Licht das Risiko von

Hautkrebs.

Andererseits ist die Lasertherapie viel leistungsfähiger als jede andere Behandlung mit ultraviolettem Licht, aber gleichzeitig auch viel gezielter. Dies ist ein Vorteil einer Art und Weise, wie der Einsatz von Laserlicht zur Reduzierung oder Beseitigung von Verletzungen äußerst effektiv ist, aber es bedeutet auch, dass immer nur ein relativ kleiner Teil des Körpers behandelt werden kann.

Darüber hinaus kann die Behandlung manchmal schmerzhaft sein, aber auch eine unregelmäßige Verdunkelung der Haut und Narbenbildung verursachen.

Auch hier gilt: Obwohl Phototherapie und Laserbehandlung sehr effektiv sind, haben beide erhebliche Nachteile. Daher sollten Sie die natürlichen Lösungen in Betracht ziehen, die ich in den nächsten beiden Kapiteln vorschlagen werde, bevor Sie sich potenziell schädlichen Medikamenten oder pharmazeutischen

Behandlungen unterziehen, die Komplikationen verursachen könnten.

Sie sollten jedoch auch verstehen, dass es Situationen geben kann, in denen Ihre Psoriasis nicht mit rein natürlichen Methoden behandelt werden kann, vor allem, weil natürliche Behandlungen fast immer viel milder und weniger invasiv sind als die stärkeren Arzneimittel auf chemischer Basis.

Wenn Ihre Psoriasis jedoch nicht als schwer oder schwer eingestuft wird, ist es sinnvoll, die Verwendung natürlicher Behandlungsformen in Betracht zu ziehen, bevor Sie die Verwendung potenter Chemikalien in oder an Ihrem Körper in Betracht ziehen.

Erst nachdem Sie mit natürlichen Lösungen experimentiert und festgestellt haben, dass sie nichts für Sie tun können, sollten Sie sich an die chemischen Medikamente wenden, die Ihr Arzthelfer oder Hautarzt sicherlich empfehlen wird.

Die besten natürlichen Behandlungen

Da es der Medizin noch nicht gelungen ist, eine Heilung der Psoriasis zu finden, sollte klar sein, dass die Natur leider auch nicht in der Lage war, eine vollständige Heilung anzubieten.

Es gibt jedoch viele verschiedene natürliche Behandlungen, die Sie für verschiedene Menschen zu verschiedenen Zeiten als wirksam erweisen können, um die Plaques und Läsionen zu lindern, zu reduzieren oder zu beseitigen, die die häufigste externe Indikation für Psoriasis sind.

Leider ist es fast unmöglich, genau zu wissen, was für eine bestimmte Person wirksam sein wird, so dass es in hohem Maße wahrscheinlich ist, herauszufinden, was für Sie funktioniert, ein Trial-and-

Error-Prozess zu sein. Allerdings gibt es viele Möglichkeiten, wie Sie versuchen können zu sehen, ob sie Ihren Zustand lindern oder beruhigen, so dass alle der folgenden Alternativen eine Überlegung wert sind.

> ### *Akupunktur bei Psoriasis*

Basierend auf den medizinischen Praktiken des alten China, ist die Akupunktur ein System zur Behandlung von Schmerzen und Krankheiten, indem Nadeln auf bestimmte Teile des Körpers angewendet werden. Diese Nadeln werden jedoch in der Regel nicht an der Stelle in den Körper eingeführt, an der die Beschwerde oder das Problem am offensichtlichsten ist, denn der Gedanke hinter der Akupunktur ist, dass der Körper ein Netzwerk von "Straßen" enthält, entlang derer sich Signale bewegen.

Daher ist es üblicher, dass Akupunkturnadeln an einer Stelle am Körper, weit weg vom Ort der

Beschwerde, in die "Straße" eingeführt werden, um Signale an Orte weiterzuleiten, an die sie gehen sollen, oder an Orte, an denen sie es nicht sind.

Obwohl die Akupunktur seit vielen Jahrhunderten zur Behandlung eines breiten Spektrums von Krankheiten und Beschwerden eingesetzt wird, wurde sie in China nie als Behandlung der Psoriasis anerkannt, vor allem weil die Psoriasis in den meisten asiatischen Ländern eine extrem seltene Krankheit ist (andererseits ist sie in Skandinavien häufiger anzutreffen).

Jedoch glauben westliche Praktiker der Akupunktur, dass Akupunktur eine sehr effektive Behandlung der Psoriasis sein kann, obwohl es wenig klinische Beweise gibt, um diese Behauptungen zu untermauern, und was bei der Behandlung der Psoriasis einer Person effektiv ist, wird stark von dem abweichen, was für eine andere Person am besten funktioniert.

Obwohl es einige Sitzungen der Akupunktur dauern kann, bevor Sie positive und sichtbare Ergebnisse sehen, ist der "Vorteil" der Behandlung einer Krankheit mit Akupunktur, dass es keine möglichen Nebenwirkungen gibt. Darüber hinaus, auch wenn Sie Angst vor Nadeln haben, gibt es viele Akupunkteure, die jetzt die Anwendung von elektrischen Strömen mit Sonden anstelle von Nadeln, die wahrscheinlich so effektiv sind wie der traditionelle Akupunkteur, der die Nadeln führt, verwenden.

> ***Du bist, was du isst.***

Obwohl die Schlagzeile ein wenig klischeehaft ist, ist es nicht weniger wahr, dass jeder einzelne Mensch auf der Erde aus allem besteht, was er in seinem Leben gegessen oder getrunken hat. Daher folgt daraus, dass die Psoriasis ein integraler Bestandteil von Ihnen ist, ebenso wie Ihre Ernährung. Daher ist es nicht absurd anzunehmen, dass das eine etwas auf das andere wirkt.

Bei dem Versuch, eine Diät zu essen, die hilft, die Psoriasis unter Kontrolle zu halten, geht es darum, eine ausgewogene Ernährung aufrechtzuerhalten, die zum allgemeinen Wohlbefinden beiträgt, während Lebensmittel vermieden werden, die die Situation verschlimmern könnten.

Laut der renommierten Dermatologin Janet Prystowsky gibt es beispielsweise viele Studien, die die Vorstellung unterstützen, dass Psoriasis dazu neigt, bestimmte Ernährungsdefizite bei Menschen zu verursachen, die darunter leiden.

Daher sollte sich jeder mit Psoriasis darauf konzentrieren, diese fehlenden Nährstoffe durch zusätzliche Proteine und Folsäure (aus grünem Blattgemüse) zu ersetzen. Darüber hinaus wird der Konsum von mehr Wasser und Eisen nicht unbedingt dazu beitragen, die Psoriasis zu beseitigen, aber es wird Ihr allgemeines Wohlbefinden verbessern, was wichtig ist, denn je stärker Sie sind, desto geringer ist die Wahrscheinlichkeit, dass es zu Ausbrüchen von psoriatischen Läsionen kommt.

Obwohl dies wahrscheinlich keine Überraschung ist, haben viele Studien gezeigt, dass eine ausgewogene, fettarme Ernährung dazu beitragen kann, viele schwere Krankheiten wie Schlaganfälle, Herzkrankheiten und Krebs zu verhindern. Was vielleicht weniger bekannt ist, ist, dass einige Ärzte bemerkt haben, dass sich die Haut von Psoriasis-Patienten oft verbessert, wenn sie einer gut kontrollierten Ernährung folgen, um Gewicht zu verlieren, während diejenigen, die an Gewicht zunehmen, wahrscheinlich eine Zunahme der Psoriasis-Ausbrüche feststellen werden.

Auch hier gibt es viel gesunden Menschenverstand, denn wir haben bereits festgestellt, dass Stress und Angst den Ausbruch von Psoriasis verstärken können, während das Gegenteil der Fall ist. Unter der Annahme, dass jemand, der sich auf einer gut kontrollierten Diät befindet, um abzunehmen, freiwillig abnimmt, folgt es natürlich, dass er glücklicher ist, da er abnimmt, was einen gewissen Einfluss auf seinen verbesserten Zustand haben könnte.

Die National Psoriasis Foundation schlägt vor, dass sie viele Berichte von Mitgliedern erhalten haben, aus denen hervorgeht, dass die Beseitigung oder zumindest Verringerung bestimmter Lebensmittel in ihrer Ernährung zu erheblichen Hautverbesserungen geführt hat. Zu den zu vermeidenden Lebensmitteln oder Zutaten gehören Koffein, Alkohol, Weißmehl, gereinigter Zucker und alle glutenhaltigen Produkte.

Andere Tipps für eine Ernährung, die Psoriasis-Flare nicht fördert, sind:

✓ Essen Sie nur leicht verdauliche Lebensmittel und vermeiden Sie zu scharf gewürzte Lebensmittel;

✓ Nehmen Sie nicht zu viele salzige, saure oder saure Lebensmittel in Ihre Ernährung auf;

✓ Die Aufnahme von mehr Obst und Gemüse in die Ernährung ist immer gut für die allgemeine Gesundheit, aber Bitterkürbis, gedünstetes Gemüse und Kürbis gelten als besonders gut für eine "psoriasisfreundliche" Ernährung;

✓ Vermeiden Sie zu viel tierisches Fett und Eier;

✓ Nehmen Sie viele fette Fische, die reich an Omega-3-Fettsäuren sind, oder nehmen Sie Nahrungsergänzungsmittel wie Lebertran, Lecithin oder Leinsamenöl.

Andere natürliche Behandlungen für Psoriasis

Hafer: Es ist kein Zufall, dass es auf dem Markt so viele Hautpflegeprodukte gibt, die Hafer als einen ihrer Hauptbestandteile verwenden, denn

Haferextrakt wird seit vielen Jahrhunderten als topisches Beruhigungsmittel zur Kontrolle und Linderung von Juckreiz oder Hautreiz verwendet. Es gibt viele Möglichkeiten, Hafermehl zu verwenden, um seine beruhigenden und beruhigenden Eigenschaften zu nutzen:

✓ Trinken Sie 1 Tasse trockenes Hafermehl und 1/4 Tasse trockene Milch, bevor Sie 2 Esslöffel Aprikosenkernöl dazugeben. Mahlen Sie die Mischung langsam in einem Mixer, bevor Sie sie in einen Musselinbeutel oder, wenn dies nicht möglich ist, in eine alte Socke legen. Lassen Sie den Beutel oder die Socke in ein heißes Bad fallen und drücken Sie dann das Wasser aus dem Inhalt des Beutels vorsichtig in die betroffenen Stellen Ihrer Haut, da dadurch die wohltuenden Inhaltsstoffe der

Mischung freigesetzt werden, um Ihre Haut zu beruhigen.

✓ Suchen Sie nach Körperlotionen und Feuchtigkeitscremes, die Hafer oder Haferextrakt als Hauptwirkstoff verwenden. Tragen Sie die Feuchtigkeitscreme morgens und abends reichlich auf und konzentrieren Sie sich dabei besonders auf die betroffenen Stellen der Haut.

✓ Machen Sie ein Hafermehl-Pad, indem Sie das Hafermehl in einen Stoffbeutel wickeln, es in Buttermilch einweichen und das Pad auf jeden betroffenen Bereich Ihrer Haut auftragen. Dies kombiniert zwei Materialien (Hafer und Quark), von denen man annimmt, dass sie beide heilende Wirkungen haben, so dass Sie erwarten sollten, die Ergebnisse dieser speziellen Methode ziemlich schnell zu sehen.

Aloe: Es gibt derzeit etwa 500 verschiedene Arten von Aloe, aber die am häufigsten verwendete und bekannteste ist die Aloe. Die Sekretion aus den Blättern dieser speziellen Pflanze wird seit langem zur Behandlung von Verbrennungen und leichten Hautschäden eingesetzt, aber 1996 schlug eine in der Zeitschrift Tropical Medicine and International Health veröffentlichte Studie erstmals vor, dass Aloe Vera auch bei der Behandlung von Psoriasis sehr effektiv sein könnte.

Während dieser Studie, die über einen Zeitraum von 16 Wochen durchgeführt wurde, wurde festgestellt, dass die Verwendung einer Creme mit Aloe Vera eine signifikante Entfernung von Psoriasisläsionen bei 25 von 30 Testpersonen zeigte, verglichen mit nur 2 Personen in der Kontrollgruppe. Auf der anderen Seite muss man sagen, dass eine neuere Studie darauf hindeutet, dass die Verwendung von kommerziellem Aloe

Vera möglicherweise nicht so effektiv ist, wie vorgeschlagen, aber da es keine Wahrscheinlichkeit von unerwünschten Nebenwirkungen durch die Anwendung von Aloe Vera auf Ihre Plaques gibt, ist es definitiv etwas, das es wert ist, als topische Behandlung für Psoriasis und psoriatische Arthritis ausprobiert zu werden.

Eine alternative oder zusätzliche Möglichkeit, Aloe Vera zur Bekämpfung der Psoriasis zu verwenden, besteht darin, den Saft der Pflanze zu trinken. Obwohl einige Befürworter von Aloe Vera empfehlen, Ihre eigenen Pflanzen anzubauen, von denen Sie diesen Saft erwarten können, sind sie notorisch schwierig, erfolgreich zu wachsen, so dass es wahrscheinlich am besten ist, Saft zu kaufen, der zum Trinken vorbereitet ist.

Die Vorteile sind weit verbreitet, und viele von ihnen sind direkt auf Menschen mit Psoriasis oder psoriatischer Arthritis anwendbar. Zum Beispiel, für die Person, die an Arthritis leidet, ist bekannt, dass Aloe Vera 12 rein natürliche Substanzen enthält, die nachweislich Entzündungen ohne unerwünschte Nebenwirkungen entgegenwirken.

Darüber hinaus enthält der Aloe Vera Saft viele wichtige Vitamine und Nährstoffe, die zu Ihrem allgemeinen Wohlbefinden beitragen, und er hat die Fähigkeit, Ihrer Haut zu helfen, sich in kürzester Zeit zu regenerieren und zu regenerieren.

Apfelessig: Auch hier berichten viele Einzelmitglieder laut der National Psoriasis Foundation, dass die Verwendung von Apfelessig zu einer signifikanten Verbesserung ihrer Psoriasis geführt hat. Diese Mitglieder schlagen vor, Essig in das Bad zu geben, ihn direkt auf die Nägel der Schuppenflechte aufzutragen und ihn sogar mit Kugeln oder Wattestäbchen direkt auf die betroffenen Hautpartien aufzutragen.

Alternativ können Sie versuchen, Ihre Psoriasis und/oder psoriatische Arthritis intern zu bekämpfen, indem Sie Apfelessig zu Ihrer Ernährung hinzufügen. Während viele Menschen feststellen würden, dass das Trinken von reinem Apfelessig schwierig ist - er ist sehr sauer oder bitter -, kann er in warmes Wasser mit Honig gegeben werden, um den Trank vor dem Trinken zu süßen. Tun Sie dies mindestens zweimal täglich, und Sie werden Ihr Problem der Psoriasis von innen heraus so effektiv wie möglich angehen.

Die Wirksamkeit von Apfelessig sollte nicht besonders überraschen, denn Essig wurde im Laufe der Geschichte als Heilmittel verwendet, und die medizinischen Vorteile von Apfelessig sind seit langem bekannt.

Capsaicin: Capsaicin, das aus Cayenne-Paprika gewonnen wird, wurde in einigen Studien zur Reduzierung von Rötungen, zur Minimierung von Abplatzungen und zur Beseitigung von Juckreiz auf die Haut aufgetragen. Dies wird angenommen, weil Capsaicin die Aktivität eines Moleküls stört, das die Art und Weise beeinflusst, wie das Gehirn Juckreiz und Schmerzen erkennt, bekannt als Substanz P.

Aus diesem Grund enthalten viele rezeptfreie Arthritis-Schmerzmittel Capsaicin, und sicherlich in mehreren Studien mit verschiedenen Gruppen von Menschen, die an Psoriasis leiden, reduzierte eine topische Anwendung von 0,025% Creme auf betroffene Hautpartien definitiv Schuppung, Rötung und Juckreiz.

Auf der negativen Seite berichteten einige Einzelpersonen über ein kurzlebiges brennendes Gefühl, aber wenn Sie bereit sind, dieses zu riskieren, das Ihnen geschieht, dann könnte die Anwendung einer sehr schwachen Capsaicinlösung zu Ihren Verletzungen Ihnen viel sought-after Entlastung holen.

Teebaumöl: Teebaumöl wird aus dem

in Australien heimischen Melaleuca Alternifolia Baum gewonnen und wird seit fast 100 Jahren in der Chirurgie und Zahnmedizin eingesetzt. Teebaumöl ist weithin bekannt für seine antiseptischen und antibakteriellen Eigenschaften und wird traditionell bei Kopfschmerzen, Zahnschmerzen, Erkältungen, Rheuma, Muskelschmerzen und Hautkrankheiten eingesetzt.

Es wäre jedoch sehr unklug, Zahnschmerzen mit Teebaumöl zu behandeln, da es bei Einnahme giftig ist. Darüber hinaus wurde nicht festgestellt, auf welcher Ebene oder Konzentration von Teebaumöl am effektivsten ist, also wenn Sie sich entscheiden, es zu verwenden, sollten Sie dies mit einiger Vorsicht tun.

Teebaumöl ist nicht nur desinfizierend und beruhigend, es hat auch die Fähigkeit, tief unter die Haut zu dringen, weit unter die obere Epidermis. Dies ist besonders wichtig für einen Menschen mit Psoriasis, denn es bedeutet, dass die antimykotischen, desinfizierenden und heilenden Eigenschaften des Öls tief in die Haut eindringen und helfen, die Produktion von psoriatischen Plaques im Frühstadium zu regulieren.

Obwohl es äußerst unwahrscheinlich ist, dass Sie durch Teebaumöl wirklich Schaden nehmen werden, sollten Sie darauf verzichten, es zu verwenden, wenn Sie irgendwelche Beschwerden in Ihrer Haut verspüren.

Mariendistel: Mariendistel hat sich gezeigt, dass sie die Produktion von T-Zellen hemmt, so dass, obwohl keine spezifischen Tests über die Wirksamkeit der Mariendistel als Behandlung der Psoriasis durchgeführt wurden, die Tatsache, dass sie das Wachstum der Zellen stoppen kann, die sie verursachen, einen Versuch wert ist. Sie können Mariendistel-Produkte im Reformhaus oder in der Apotheke in flüssiger oder Tablettenform kaufen, und es gibt keine Nebenwirkungen außer leichten Magen-

Darm-Erkrankungen, wenn Sie mit der ersten Einnahme des Präparats beginnen.

Oregano-Öl: Oregano ist ein Gewürz, das häufig beim Kochen verwendet wird und antibakterielle und antimykotische Eigenschaften hat, die hilfreich sein können, um einige der Infektionen, die mit Psoriasis verbunden sein können, in Schach zu halten. Oregano kann in fast jeder Form sicher eingenommen werden, und viele Menschen berichten, dass die Einnahme einer täglichen "Dosis" Oregano wesentlich dazu beigetragen hat, ihre Psoriasis unter Kontrolle zu halten.

Kurkuma: Kurkuma ist eine beliebte Zutat im indischen Curry, und obwohl Sie dieses Gewürz als Nahrungsergänzungsmittel zurückkaufen können, ist es einfacher und viel billiger, das Gewürz in Ihre Mahlzeit zu mischen (nicht mehr als ein Teelöffel wird benötigt). Kurkuma hilft nachweislich, Entzündungen in allen Teilen des Körpers, einschließlich der Haut, zu reduzieren und die mit Arthritis verbundenen Schmerzen und Schwellungen zu lindern.

Haiknorpel: Studien, die in den letzten Jahren durchgeführt wurden, deuten darauf hin, dass der Extrakt aus Haiknorpel die Bildung neuer Blut- und Hautzellen verzögern kann, von denen beide eine wichtige Rolle bei der Entwicklung und dem Wachstum von psoriatischen Läsionen spielen. Es wird auch angenommen, dass Haifischknorpel hochwirksame entzündungshemmende Eigenschaften hat.

Eine besondere Form des Haiknorpels AE-941 (bekannt unter dem Markennamen Neovastat) hat sich als Behandlung der Psoriasis als vielversprechend erwiesen, ist aber noch nicht allgemein zugelassen, da die langfristigen Auswirkungen seiner Verwendung unbekannt sind und kurzfristig Übelkeit und Erbrechen verursacht werden.

Psoriatische Arthritis

Eine weitere Komplikation, unter der bis zu 30% der Menschen mit Psoriasis leiden, ist eine Erkrankung, die als psoriatische Arthritis bekannt ist.

Unabhängig von der besonderen Art der Psoriasis oder dem Schweregrad der Erkrankung ist es immer noch möglich, eine Psoriasis-Arthritis zu entwickeln, eine lebenslange Erkrankung, die Schmerzen und Steifigkeit im Gelenk verursacht, begleitet von einer allmählichen Verschlechterung.

Die Anzeichen dafür, dass Sie eine psoriatische Arthritis entwickeln, sind:

✓ Rote, entzündete psoriatische Hautläsionen im Bereich der Gelenke;

✓ Schmerzen und Schwellungen in den Gelenken, die morgens oder nach einer Ruhepause stärker sind;

✓ Unregelmäßigkeiten bei Finger- und Zehennägeln, wie z.B. Nägel, die von Nagelbetten zu fallen beginnen, Stiche, orange oder gelbe Verfärbungen oder ungewöhnliche Gratmuster.

Psoriasis-Arthritis tritt am häufigsten in den Gelenken der Finger und Zehen auf, aber auch andere kritische Knochengelenke wie Knie, Ellenbogen, Knöchel und Hals können bei einigen Menschen betroffen sein. Egal welche Gelenke betroffen sind, der Bereich um das Gelenk ist fast immer steif und schmerzhaft und neigt oft zu einer dunkleren Farbe. Sie können auch feststellen, dass sich der betroffene Bereich bei Berührung wärmer anfühlt als die unberührte Umgebung.

Psoriasis-Arthritis kann in Schweregrad und Symptomen von Person zu Person variieren. Während zum Beispiel einige Menschen an einer "vollständigen" psoriatischen Arthritis leiden, leiden andere nur an einer leichten Gelenksteifigkeit.

Darüber hinaus entwickeln trotz des Namens der Erkrankung nicht nur Menschen, die bereits an Psoriasis leiden, eine psoriatische Arthritis.

Allerdings haben etwa 70% der Menschen, die die Krankheit entwickeln, bereits eine Psoriasis. In dieser Situation deuten Studien darauf hin, dass bei den meisten Menschen die Arthritis etwa 10 Jahre nach der ersten Psoriasis beginnen wird, obwohl Fälle gemeldet wurden, in denen die Arthritis innerhalb von Monaten nach der ersten Diagnose der Psoriasis beginnt.

Als allgemeine Richtlinie gilt, dass die meisten Menschen mit psoriatischer Arthritis wahrscheinlich die ersten Anzeichen der Erkrankung im Alter zwischen 30 und 50 Jahren sehen werden.

Wie bei allen Formen der Arthritis kann die psoriatische Arthritis eine lähmende und lähmende Erkrankung sein, aber leider ist es extrem einfach, die ersten Warnzeichen der Erkrankung mit Dutzenden anderer Möglichkeiten zu verwechseln. So ist es beispielsweise allgemein anerkannt, dass häufige Frühwarnsignale Schmerzen im Seitenarm (allgemein bekannt als "Tennisarm") oder Schmerzen in Händen oder Füßen sind.

Es ist natürlich sehr einfach zu dem Schluss zu kommen, dass solche Dinge jedem aus irgendeinem Grund passieren können und sie einfach zu ignorieren, besonders wenn es keine erkennbaren Plaketten gibt, die sichtbar oder offensichtlich sind. Ebenso können Schmerzen in der Schulter, im Nacken oder im oberen Rückenbereich die ersten Anzeichen einer psoriatischen Arthritis sein, aber auch hier wären diese Warnzeichen extrem leicht zu verwechseln, so dass "nur eines dieser Dinge" ignoriert werden könnte.

Sobald jedoch eine psoriatische Arthritis auftritt, werden etwa 9 von 10 Menschen, die leiden, beginnen, die Krankheit durch die Finger- und Fußnägel zu manifestieren. In diesem Fall kann die betroffene Person beginnen zu sehen, dass sich ihre Nägel vom Nagelbett wegbewegen oder dass Bissspuren und Verfärbungen sichtbar werden.

Sobald diese physiologischen Veränderungen eintreten, ist es sehr wichtig, dass jeder, der an Psoriasis leidet, sofort seinen Arzt konsultiert, da es möglich ist, die Verschlechterung der Gelenke durch eine angemessene Behandlung zu stoppen.

Und natürlich gibt es natürliche Behandlungen, mit denen Sie die schlimmsten Auswirkungen der psoriatischen Arthritis ausgleichen können, aber wir werden später auf sie zurückkommen.

Es mag nicht überraschen, dass die Psoriasis-Arthritis und ihre Auswirkungen von Individuum zu Individuum unterschiedlich stark sind. Die Auswirkungen der psoriatischen Arthritis können jedoch sehr schwerwiegend sein.

So hat beispielsweise nach Statistiken der National Psoriasis Foundation etwa jeder fünfte Mensch mit psoriatischer Arthritis Schäden an fünf oder mehr Gelenken im Körper, was bedeutet, dass seine Lebensqualität und seine Fähigkeit, die grundlegenden Aufgaben des täglichen Lebens zu erfüllen, stark beeinträchtigt sind.

Und dann gibt es natürlich auch Menschen am anderen Ende des Spektrums, die nur eine geringe Steifigkeit in den Gelenken aufweisen. Aber auch für diese Menschen muss man akzeptieren, dass sich der Zustand immer verschlimmern kann.

➤ *Ursachen der psoriatischen Arthritis*

Selbst bei Menschen, die an psoriatischer Arthritis leiden und zuvor nicht an Psoriasis gelitten haben, wird allgemein angenommen, dass die Hauptursache für psoriatische Arthritis bemerkenswert ähnlich ist wie bei Psoriasis.

So ist es beispielsweise wahrscheinlich, dass die psoriatische Arthritis durch einen Defekt im Immunsystem des Patienten verursacht wird. Darüber hinaus scheint es wahrscheinlich, dass Menschen mit Psoriasis-Arthritis oft genetisch veranlagt sind und eine Art psychologischer, emotionaler oder physischer Auslöser benötigen, um den Beginn der Arthritis genau so auszulösen wie bei Psoriasis.

➤ *Wer kann an Psoriasis-Arthritis leiden?*

In den USA wird angenommen, dass es etwa eine Million Menschen gibt, die an psoriatischer Arthritis leiden, und die meisten Menschen, die schon einmal darunter gelitten haben, insbesondere an pustulärer Psoriasis.

Am häufigsten wird die Wirkung der psoriatischen Arthritis von Menschen wahrgenommen, die bereits an Psoriasis leiden und zwischen 30 und 50 Jahre alt sind. Es ist jedoch nicht unbekannt, dass auch kleine Kinder eine psoriatische Arthritis entwickeln.

Es ist bekannt, dass Mädchen im Alter von 2 bis 4 Jahren an Psoriasis-Arthritis leiden, und die beste Zeit für den Beginn der Krankheit bei Jungen im Alter von 11 bis 12 Jahren ist für Jungen und Mädchen. Das Besorgniserregendste ist, dass es sogar bekannt ist, dass Arthritis beginnt, noch bevor Psoriasis aufgetreten ist, obwohl dies, weil es extrem selten ist, nicht unbedingt etwas wäre, worüber die meisten Eltern ohne eine familiäre Vorgeschichte von Psoriasis zu besorgt sein sollten.

➤ *Diagnose und Erkennung von Symptomen der psoriatischen Arthritis*

Das oberste Ziel für jeden, der vermutet, dass er für psoriatische Arthritis anfällig ist, ist es, zu wissen, wie man den Beginn der Erkrankung so früh wie möglich erkennt.

Natürlich wird die Erkrankung nicht umsonst als psoriatische Arthritis bezeichnet. Die meisten Menschen, die leiden, sind diejenigen, die zuvor an Psoriasis gelitten haben, so dass dies der erste Hinweis darauf sein würde, dass sie für die Krankheit anfällig sind.

Zweitens können unerklärliche Schmerzen, insbesondere um die Gelenke, Ihnen einen Hinweis darauf geben, dass die psoriatische Arthritis ein "Ziel" für Sie ist. Die meisten Kranken sind in einem bestimmten Alter (30-50), also sind Sie hier richtig?

Es ist wichtig zu verstehen, dass, sobald

eine psoriatische Arthritis auftritt, die Verschlechterung der Gelenke und die damit verbundene Zunahme der Schmerzen sehr schnell zu beschleunigen beginnen kann, also müssen Sie etwas tun, um diese Beschleunigung zu stoppen.

Wie die meisten Menschen, die jemanden gefunden haben, der an Arthritis leidet, wahrscheinlich verstehen, ist es nicht eine besonders schwierige Bedingung zu erkennen, aber es ist nicht einfach, den Unterschied zwischen den verschiedenen Arten von Arthritis zu erkennen, wenn Sie nicht medizinisch qualifiziert sind. Schließlich, wie viele unqualifizierte Menschen könnten den Unterschied zwischen jemandem mit rheumatoider Arthritis oder psoriatischer Arthritis erkennen?

Das Endergebnis ist, dass, wenn Sie nichts gegen psoriatische Arthritis tun, es durchaus möglich ist, dass Sie am Ende in der Lage sein werden, wegen Ihres Zustands nichts dagegen zu unternehmen.

Daher ist es unerlässlich, dass Sie, wenn Sie Grund zu der Annahme haben, dass Sie ein Problem haben könnten, so schnell wie möglich einen Dermatologen oder einen anderen anerkannten medizinischen Fachmann aufsuchen.

Medizinische Behandlungen für psoriatische Arthritis

Die Ziele der Behandlung der psoriatischen Arthritis lassen sich in drei verschiedene Kategorien einteilen. Das sind die hier:

> ✓ Um die Symptome zuerst zu kontrollieren;
>
> ✓ Neben der Verhinderung und Kontrolle von Gelenkschäden und -deformitäten und schließlich der
>
> ✓ Um Behinderungen zu vermeiden.

Allerdings ist jeder Mensch mit Psoriasis-Arthritis anders, und deshalb gibt es keine einzige medizinische Behandlung, die die Probleme aller löst. Aus diesem Grund gibt es viele verschiedene spezifische Formulierungen von verschiedenen Medikamenten, die zur Behandlung von

Menschen mit psoriatischer Arthritis verwendet werden, aber die meisten dieser Medikamente fallen unter eine von zwei Kategorien.

Daher ist es sinnvoller, die beiden verschiedenen Wirkstoffklassen zu untersuchen, um zu erklären, warum sie wirken und welche Nebenwirkungen sie haben können.

Nichtsteroidale entzündungshemmende Medikamente (NSAIDs): NSAIDs sind Medikamente, die helfen, Schmerzen zu lindern, Gelenksteifheit zu lindern und die Schwellung zu oft zu reduzieren, die mit jeder Form von Arthritis verbunden ist. Diese speziellen Medikamente werden sehr häufig von denen verwendet, die an nicht-psoriatischer Arthritis leiden, und können Heimarzneimittel wie Aspirin und Ibuprofen beinhalten.

Natürlich variieren die möglichen Nebenwirkungen des jeweiligen NSAR, das Sie einnehmen, von Medikament zu

Medikament, können aber auch Übelkeit, Kopfschmerzen, Erbrechen, Durchfall, Appetitlosigkeit und Schwindel sein. Sie können auch die Wasserspeicherung stimulieren, was wiederum das Ödem fördern kann, und im schlimmsten Fall zu Nieren- oder Leberversagen, Geschwüren und verlängerten inneren Blutungen führen, insbesondere nach einer Operation.

Krankheitsmodifizierende Antirheumatika (DMARDs): Die Verwendung von DMARDs gilt allgemein als eine weniger effektive Methode zur Behandlung der psoriatischen Arthritis, da sie zwar die Entwicklung der Erkrankung verlangsamen, sie sie aber sehr selten stoppen oder vollständig umkehren. Da es in vielen Fällen sechs bis acht Monate dauert, bis das betreffende Medikament eine positive Wirkung entfaltet, werden sie in der Regel auch als langsam wirkende Medikamente betrachtet.

Obwohl es nicht vollständig verstanden

wird, wie DMARDs funktionieren, ist man sich einig, dass sie eine Verlangsamung des Fortschritts der psoriatischen Arthritis bewirken, indem sie die Aktivitäten des Immunsystems des Patienten verlangsamen oder anderweitig verändern.

Allerdings müssen Sie sich auch hier, je nach Art der verschriebenen Medikamente, bewusst sein, dass es zu unangenehmen und gefährlichen Nebenwirkungen kommen kann.

Dazu gehören Magenschmerzen, Durchfall oder Verstopfung, Übelkeit, Erbrechen, Kopfschmerzen und möglicherweise ein heftiger Ausschlag. Darüber hinaus gibt es potenziell gefährlichere Nebenwirkungen wie erhöhter Blutdruck, verminderte Anzahl weißer Blutkörperchen (was teilweise erklären kann, warum sie bei der Behandlung von Psoriasis-Erkrankungen wirksam sind), Haarausfall und erhöhte Anfälligkeit für Infektionen.

Wie bei der Psoriasis selbst können Sie nicht umhin, zu dem Schluss zu kommen, dass in einigen Fällen die Behandlungen, die Ihr Dermatologe oder Arzthelfer empfehlen könnte, in einigen Fällen so schlecht sein können, als wären sie nicht schlechter als der medizinische Zustand, für den sie verschrieben wurden.

Natürliche Behandlungen für soriatische Arthritis

Vielleicht ist es nicht allzu überraschend, dass viele der natürlichen Behandlungen, die Sie für Psoriasis verwenden könnten, auch wirksam sein können, um mit den Schwellungen, Steifigkeiten und Gelenkschmerzen im Zusammenhang mit psoriatischer Arthritis umzugehen.

Zum Beispiel ist bekannt, dass topisch angewendetes Teebaumöl Muskel- und Gelenkschmerzen lindert, während es Kurkuma zu Lebensmitteln hinzufügt oder als Nahrungsergänzungsmittel einnimmt, kann helfen, Entzündungen und Schmerzen im Zusammenhang mit jeder Form von Arthritis zu lindern.

Jedoch weil Psoriasis und psoriatische Arthritis zwei sehr unterschiedliche Krankheiten sind, gibt es viele andere natürliche Behandlungen, die Ihre Betrachtung verdienen, wenn Sie unter psoriatischer Arthritis leiden, die möglicherweise nicht so anwendbar im Falle von Psoriasis ist.

Chondroitin und Glucosamin: Chondroitin und Glucosamin sind natürliche Sulfatlösungen, die Sie verwenden können, um Schmerzen zu lindern und das Fortschreiten der Arthrose zu verlangsamen, die die Verschlechterung des Knorpels zwischen den Gelenken Ihrer Knochen ist. Beide Substanzen kommen auf natürliche Weise im Körper vor, und Chondroitin soll die Wassereinlagerung verbessern, was wiederum die Elastizität des Knorpels zwischen den Knochen aufrechterhält, während Glucosamin die Reparatur und Produktion von Knorpel fördert.

Die National Psoriasis Foundation schlägt vor, dass es nur sehr wenige Nebenwirkungen mit einer dieser Substanzen gibt und dass Ihre langfristige

Sicherheitshistorie gut etabliert ist. Frauen, die schwanger sind oder versuchen, schwanger zu werden, sollten sie jedoch nicht einnehmen, und Glucosamin wird wahrscheinlich den Blutzuckerspiegel erhöhen, weshalb es für Diabetiker nicht empfohlen wird.

Beide können in Tablettenform in Reformhäusern gefunden werden, ebenso wie alle anderen folgenden Nahrungsergänzungsmittel.

S-Adenosylmethionin (SAM-e): SAM-e ist eine synthetische Version einer Chemikalie, die natürlich von allen Tieren hergestellt wird. Hilft bei der Produktion und Regulierung von Hormonen und Neurotransmittern, die wiederum die Stimmung und Emotionen regulieren.

Vor allem für einen Psoriasis-Arthritis-Patienten beteiligt sich SAM-e an der Herstellung von Glutathion, das die Leber als Teil des Toxinbeseitigungsprozesses des Körpers verwendet (Toxine, die sowohl Psoriasis als auch Psoriasis-Arthritis verschlimmern können), und trägt gleichzeitig zum Wiederaufbau des Knorpels bei, was wiederum die Schmerzen und das Auftreten von Arthrose reduziert.

Methylsulfonylmethan (MSM): MSM, manchmal auch als Dimethylsulfon bezeichnet, ist eine natürliche Chemikalie, die in Früchten, Pflanzen und Getreide vorkommt und vom Körper bei der Nahrungsverdauung leider zerstört wird.

Um gesunde Gelenk- und Bindegewebefunktionen zu reparieren und zu erhalten, benötigt der Körper Schwefel. Folglich ist MSM in der Lage, Menschen mit psoriatischer Arthritis zu helfen, da es ein natürliches Sulfat ist, das die oft zu niedrigen Sulfatwerte ergänzt, die die meisten Menschen haben. Es wurde auch berichtet, dass MSM schmerzlindernde Eigenschaften und die Fähigkeit, Entzündungen zu reduzieren, hat, aber es gibt kaum Belege dafür, warum dies so sein sollte.

Es sei auch darauf hingewiesen, dass es nur wenige wissenschaftliche Daten über den langfristigen Nutzen oder die Nebenwirkungen der Anwendung von MSM gibt, weshalb es mit gewisser Vorsicht verwendet werden sollte.

> ### *Kräuter zur Behandlung von psoriatischer Arthritis*

Brennnesseln: Brennnesseln sind fast überall zu finden, aber sie sind dennoch ein echtes Nahrungsergänzungsmittel der Natur. Die Aufnahme von Brennnesseln in die Ernährung kann helfen, den Bluthochdruck zu senken, die schlimmsten Auswirkungen von Ekzemen zu minimieren und die mit Rheuma verbundenen Schmerzen und Schwellungen zu lindern.

Safran: Safran ist eine natürliche Quelle für schwache Salzsäure, die hilft, Harnsäure aus dem Körper zu entfernen, was von Vorteil ist, da es die Harnsäure ist, die das in den Knochengelenken abgelagerte zusätzliche Kalzium mit dem Knochen selbst verbindet. Es hilft auch, den Aufbau von Milchsäure zu reduzieren.

Maniokextrakt: In Tests, die in den letzten zwei Jahren durchgeführt wurden, wurde vorgeschlagen, dass die Aufnahme von Maniokextrakt in ihre Ernährung vielen Menschen mit Arthritis geholfen hat, den Schweregrad ihres Zustands zu reduzieren. Obwohl Maniokextrakt-Ergänzungen bereits in Reformhäusern zu finden sind, laufen noch Tests. Jedoch bis jetzt scheinen die Resultate für jedermann extrem ermutigend zu sein, das unter irgendeiner Form von Arthritis oder von Rheuma leidet.

Bogbean: Bogbean ist ein uraltes Mittel, das nachweislich wichtige entzündungshemmende und tonisierende Eigenschaften hat und somit eine ideale Behandlung für einen arthritischen Zustand darstellt.

Fazit

Wie in diesem Buch hervorgehoben, obwohl es viele chemische medikamentöse Behandlungen gibt, die sowohl für Psoriasis als auch für psoriatische Arthritis verfügbar sind, gibt es auch eine breite Palette und eine große Anzahl von natürlichen Behandlungen für diese beiden Erkrankungen.

Und wie bei fast jeder medizinischen Erkrankung, da die meisten natürlichen Behandlungen nur wenige (wenn überhaupt) unerwünschte Nebenwirkungen haben, ist es immer sinnvoll, eine natürliche Behandlungsmethode in Betracht zu ziehen, bevor man Lösungen verwendet, die auf chemischen Medikamenten basieren, die die Erkrankung behandeln können, aber andere Probleme im Prozess der Behandlung verursachen.

Für alle, die an Psoriasis leiden, ist es eine bedauerliche Tatsache, dass es heute keine bekannte Heilung der Krankheit gibt. Jedoch wie Sie inzwischen verstehen müssen, gibt es viele natürliche Behandlungen, die Sie verwenden können, um mit Ihrer Psoriasis oder tatsächlich mit psoriatischer Arthritis umzugehen, die die schlimmsten Auswirkungen der Krankheit reduzieren oder sogar beseitigen kann.

Natürlich sollten Sie medizinische Ratschläge oder Empfehlungen nicht völlig ignorieren, besonders wenn Ihre Psoriasis oder psoriatische Arthritis besonders schwerwiegend ist. Unter bestimmten Umständen besteht kein Zweifel daran, dass medizinische Interventionen wahrscheinlich notwendig sind, um die schlimmsten Fälle von Psoriasis und psoriatischer Arthritis zu bewältigen, und wenn dies der Fall ist, müssen Sie möglicherweise medizinischen Rat einholen.

In vielen Fällen werden jedoch

medikamentöse Arzneimittel, die topisch oder systematisch eingesetzt werden können, automatisch von Ihrem medizinischen Berater empfohlen, unabhängig vom Schweregrad Ihrer psoriatischen Arthritis durch Psoriasis. Unter diesen Umständen können natürliche Lösungen genau so viel Entlastung bieten wie Arzneimittel. Folglich sobald Sie wissen, dass Psoriasis oder psoriatische Arthritis Ihr Problem ist, ist es sicher sinnvoll, natürliche Lösungen zu versuchen, bevor Sie zu den pharmazeutischen Produkten zurückgehen.

Psoriasis ist ein Zustand, der eine Plage in Ihrem Leben sein kann, aber es muss nicht sein. Ebenso wichtig ist, dass es sich um eine Erkrankung handelt, die auf eine völlig natürliche Weise behandelt werden kann.

Bewaffnet mit den Informationen, die Sie in diesem Buch gelesen haben, ist es jetzt an der Zeit, die Psoriasis auf ganz natürliche Weise zu behandeln.

Jetzt ja, ich wünsche dir das Beste für deine Ergebnisse, und denk daran, alles ist praktisch; Theorie ohne Handeln nützt dir nichts.

Eine große Umarmung, deine Freundin, Jessy!

Übrigens, wenn Sie Ihre Ergebnisse nach und nach erreichen, empfehle ich Ihnen sehr, wenn Sie lernen wollen, wie man eine vollständige natürliche Entgiftung durchführt, mein Buch "WIE MAN EINE VOLLSTÄNDIGE NATÜRLICHE ENTGIFTUNG DURCHFÜHRT" ist ein Buch, das Ihnen sicher viel auf dem Weg zu "guter Gesundheit" helfen wird.

Sie können es ohne weiteres in der Amazon-Suchmaschine finden, wie: "Wie man eine vollständige natürliche entgiftung durchführt" oder nach meinem Namen suchen, wie: "Jessy M. Brown"..... Ich wünsche Ihnen noch einmal viel Erfolg bei Ihren Ergebnissen!